DES APPLICATIONS
DE L'ÉLECTRICITÉ
A LA PATHOLOGIE.

LEÇONS FAITES A L'HOPITAL DE LA PITIÉ

PAR M. A. BECQUEREL,

PROFESSEUR AGRÉGÉ DE LA FACULTÉ DE MÉDECINE,
MÉDECIN DE L'HÔPITAL DE LA PITIÉ.

PARIS
TYPOGRAPHIE DE HENRI PLON,
IMPRIMEUR DE L'EMPEREUR,
RUE GARANCIÈRE, N° 8.

1856

DES APPLICATIONS
DE L'ÉLECTRICITÉ
A LA PATHOLOGIE.

LEÇONS FAITES A L'HOPITAL DE LA PITIÉ

PAR M. A. BECQUEREL,

PROFESSEUR AGRÉGÉ DE LA FACULTÉ DE MÉDECINE,
MÉDECIN DE L'HÔPITAL DE LA PITIÉ.

PARIS
TYPOGRAPHIE DE HENRI PLON,
IMPRIMEUR DE L'EMPEREUR,
8, RUE GARANCIÈRE.

1856

DES

APPLICATIONS DE L'ÉLECTRICITÉ

A LA PATHOLOGIE.

Ce n'est pas sans quelque hésitation que j'ai entrepris cette série de leçons sur les applications de l'électricité à la thérapeutique. Ces applications sont loin, en effet, de pouvoir être rattachées à des lois positives, à des principes fixes; des tâtonnements nombreux président encore à leur emploi, et il est difficile de formuler des résultats bien nets. Cependant, après y avoir mûrement réfléchi, j'ai pensé que c'était précisément parce que cette branche de la thérapeutique était encore en voie de formation qu'il était important de bien établir le point où la science en était arrivée, et de fixer à une époque déterminée les *desiderata* qu'elle présentait; j'ai pensé de plus que tant de critiques injustes de ce moyen ont été faites, et d'un autre côté tant d'exagérations ont été mises en avant, qu'il était utile de réduire les unes et les autres à leur juste valeur. C'est ce motif qui m'a décidé à choisir ce sujet et à réclamer de vous l'attention que vous m'avez prêtée jusqu'ici.

§ I. — L'électricité peut être administrée à l'aide des appareils dans lesquels elle s'accumule à l'état statique, ou bien au moyen des instruments qui fournissent des courants électriques, c'est-à-dire qui développent cet agent à l'état dynamique.

Nous examinerons successivement ces deux modes d'application de l'électricité : le premier brièvement, le deuxième avec tous les développements que comporte l'importance de la question.

EMPLOI DE L'ÉLECTRICITÉ ACCUMULÉE A L'ÉTAT STATIQUE.

On peut l'administrer de trois manières :

1° Par l'étincelle de la machine électrique ;

2° A l'aide de l'électrisation par isolement ;

3° Au moyen de l'électrisation par la décharge de la bouteille de Leyde.

Dans ces trois cas, l'effet résulte d'une décharge due au rétablissement instantané de l'équilibre électrique dans l'intérieur du corps, et qui suit le dégagement d'électricité par influence.

I. *Étincelles de la machine électrique.*

Les étincelles tirées d'une machine d'une certaine intensité et portées sur la partie qui est le siége d'une affection que l'on veut traiter, soit une paralysie, soit une névralgie, par exemple, constituent un mode peu actif et peu employé de nos jours ; il participe du reste, quoiqu'à un moindre degré, de quelques-uns des inconvénients inhérents au deuxième mode.

II. *Électrisation par isolement.*

Ce mode s'applique en plaçant l'individu que l'on veut électriser sur un tabouret isolant en le mettant en communication avec une machine électrique en mouvement, et en tirant successivement des étincelles des diverses parties du corps.

Ces étincelles se tirent soit avec la main de l'opérateur, soit à l'aide de corps bons conducteurs, comme, par exemple, des tiges métalliques à boule, des brosses constituées par de nombreux piquants métalliques. Ce mode, qui a joui pendant quelque temps d'une certaine vogue il y a un peu plus de vingt ans, est maintenant à peu près complétement abandonné ; un grave inconvénient était attaché à son emploi : cet inconvénient était l'état névrosthénique, l'espèce d'éréthisme dans lequel ce mode d'application de l'électricité jetait la plupart des sujets que l'on y soumettait. Cet état, qui se prolongeait souvent pendant plusieurs heures, les fatiguait beaucoup. Cet inconvénient doit engager les praticiens à laisser ce mode d'application dans l'oubli où il est justement tombé.

III. *Électrisation par décharge de la bouteille de Leyde.*

Ces commotions ont pour effet, chez l'homme sain, de déterminer de l'engourdissement et d'épuiser à un certain degré la motilité et la sensibilité. Une batterie puissante peut même les anéantir tout à fait et agir comme un diminutif de la foudre. Il est probable, dans ce dernier cas surtout, que la commotion agit en désorganisant, en détruisant les filets nerveux.

Je crois donc qu'il est peu rationnel d'employer, comme on l'a fait si fréquemment il y a une vingtaine d'années, les commotions de la bouteille de Leyde contre les paralysies.

Il résulte de cet exposé rapide que ces trois modes d'électrisation sont aujourd'hui à peu près abandonnés, les piles voltaïques et les appareils d'induction donnant des actions dont il est beaucoup plus facile de graduer les effets et permettant d'agir dans de bien meilleures conditions ; il est donc inutile d'y insister plus longuement.

EMPLOI DES COURANTS ÉLECTRIQUES, OU DE L'ÉLECTRICITÉ DITE A L'ÉTAT DYNAMIQUE.

C'est à peu près exclusivement sous cette forme que l'on emploie maintenant l'électricité et qu'on l'applique en thérapeutique.

Si l'on y réfléchit bien, l'électricité agit toujours de la même manière, mais plus ou moins énergiquement, suivant les différents moyens employés. Quand on fait usage des machines ordinaires dont on a déjà parlé, comme lorsqu'on emploie les piles, il se produit toujours une circulation d'électricité plus ou moins instantanée, d'où résulte un trouble momentané de l'équilibre électrique suivi de contractions et de commotions. En général, plus le passage de l'électricité est rapide, et plus les effets sont énergiques à égalité d'intensité électrique. C'est pour ce motif que les appareils d'induction, ainsi qu'on le verra plus loin, agissent plus énergiquement que les piles, quoique fournissant une moins grande quantité d'électricité, parce qu'ils donnent lieu à des courants pour ainsi dire instantanés, et dont la tension est plus forte. Leur action se rapproche donc beaucoup plus de celle des bouteilles de Leyde que lorsqu'on fait usage de la pile voltaïque ordinaire ; et, si l'on peut employer cette comparaison, on peut assimiler un appareil d'induction à un instrument fournissant une succession de petites décharges analogues à celle d'une petite bouteille de Leyde. Pour développer avec méthode ce sujet si compliqué, nous étudierons dans autant de sections à part :

1° Les appareils dont on peut faire usage ;

2° Le mode d'application de l'électricité à l'organisme ;

3° Les propriétés physiologiques de l'électricité dynamique ;

4° Les applications de ces propriétés à la pathologie.

1° *Appareils destinés à fournir l'électricité dynamique.*

Ces appareils sont nombreux. Nous ne ferons mention que de ceux qui sont le plus généralement employés ou de ceux qui, tombés dans l'oubli ou méconnus, pourraient être employés avec quelque avantage.

Ces appareils sont de deux sortes : A, appareils à courant direct; B, appareils à courant d'induction.

A. *Appareils à courant direct.*

On pourrait faire usage d'une pile quelconque ; mais comme il est nécessaire d'en employer une qui fournisse un courant jouissant d'une certaine tension, et que l'on n'a pas besoin d'une grande quantité d'électricité, c'est surtout une pile d'un grand nombre d'éléments dont on a besoin, et non pas d'une pile à large surface. Aussi les piles à courant constant, en usage pour les effets électro-chimiques et électro-magnétiques, ne sont-elles pas d'un bon emploi ; on s'en est tenu à l'usage des deux appareils suivants : la pile à auge et les chaînes, dont on peut rapprocher la mixture métallique.

1° *Pile à auges.* — C'est une des formes les plus commodes sous lesquelles on puisse employer la pile de Volta, nous n'avons pas besoin d'en donner ici la description. La pile à auges est complétement abandonnée aujourd'hui, et cependant elle peut rendre des services. On peut reprocher aux courants produits par cet appareil de ne pas avoir l'énergie et l'instantanéité qu'on trouve à un si haut degré dans les appareils d'induction ; mais ils jouissent de la propriété de faire contracter parfaitement les muscles. On aurait peut-être quelque avantage à l'employer dans le cas où l'on voudrait faire usage de courants continus destinés à opérer des réactions chimiques, comme MM. Becquerel et Breschet l'avaient déjà tenté ; mais ces essais n'ont pas encore été faits d'une manière suivie.

Pour faire usage des piles, il serait bon d'employer un appareil accessoire pour établir et interrompre successivement le courant et le faire agir par secousses successives. Dans ce cas, le pendule employé autrefois, ou bien une roue dentée, ou bien encore un petit appareil semblable à celui que M. Pulvermacher a construit, pourraient permettre d'arriver à ce résultat.

2° *Chaînes métalliques.* — Les chaînes métalliques sont formées par la juxtaposition de deux métaux, le cuivre et le zinc. On peut en réunir plusieurs pour obtenir des résultats plus énergiques.

Pour en faire usage, on trempe la chaîne dans un acide étendu. En général, on se sert d'acide acétique étendu d'eau, ou bien encore d'une dissolution de chlorure de sodium.

Les chaînes construites par M. Pulvermacher sont des piles voltaïques d'une forme très-ingénieuse, et permettent de remplir facilement les conditions indiquées plus haut ; savoir, de donner des piles d'un grand nombre d'éléments sous un très-petit espace, c'est-à-dire des piles douées d'une haute tension électrique.

Ces appareils peuvent rendre quelques services, mais l'exagératon où l'on est tombé en citant des effets physiologiques que l'on a prétendu en faire et qui ne sont nullement prouvés en ont fait restreindre beaucoup l'emploi.

3° *Mixture de MM. Breton frères.* — MM. Breton frères ont imaginé un moyen qui peut remplacer les chaînes, et qui est destiné à devenir une source lente et continue d'électricité.

Cette mixture est double. Une partie est constituée par une pâte faite avec du cuivre pulvérisé très-finement, des poudres inertes et de l'eau ; l'autre, faite avec du zinc pulvérisé, des poudres inertes et de l'eau. On applique ces deux mixtures sur deux points opposés d'un membre, on met sur chacune d'elles une plaque de cuivre et on fait communiquer les deux plaques de cuivre avec un linge mouillé ; le tout est couvert d'un bandage. Un courant s'établit entre les deux mixtures et se maintient très-longtemps ; son existence est annoncée dans les tissus par un frémissement léger et continuel. Ce moyen n'a pas encore reçu d'application, et l'électricité produite ne peut avoir qu'une très faible intensité.

B. *Appareils d'induction.*

Les appareils d'induction sont destinés à fournir l'électricité à l'aide des courants développés par induction dans des circuits conducteurs. Ces courants ne se produisent pas seulement par l'induction directe d'autres courants placés à distance de ces circuits, mais bien aussi par l'induction d'aimants. Ces derniers exercent du reste une influence bien supérieure à celle des courants proprement dits.

Il existe des différences essentielles dans la manière dont les aimants sont formés ou bien dont ils sont disposés dans les appareils de ce genre qui ont été proposés jusqu'ici.

Pour que les courants par induction se produisent, on sait qu'il est nécessaire que l'intensité magnétique des aimants par rapport au circuit conducteur change à des intervalles très-courts, et ce n'est que par ces changements que ces courants induits se manifestent. Eh bien, on peut obtenir ces changements de plusieurs manières : tantôt on fait varier l'aimantation de pièces en fer doux supposées fixes, à l'aide de courants électriques provenant de couples ordinaires ; d'autres fois on emploie des aimants permanents, et l'on fait varier les positions relatives de ces aimants et des circuits conducteurs en faisant agir à proximité des pièces de fer doux.

Suivant qu'on emploie tel ou tel de ces moyens, on a des appareils nommés *électro-magnétiques*, ou des appareils *magnéto-électriques*.

Tous ces instruments donnent lieu à des courants induits provenant des variations d'intensité magnétique de pièces en fer doux ou d'électro-aimants, et c'est à la longueur du circuit, à son isolement plus ou moins grand et à la rapidité plus ou moins grande avec laquelle on produit les courants que l'on doit rapporter leur plus ou moins grande énergie et la différence des effets obtenus. En général, quand on fait fonctionner ces appareils, il se manifeste une succession rapide de courants induits, les uns en sens inverse des courants qui produiraient le même effet magnétique que l'influence de l'aimant fait naître, les autres dans le même sens. Lorsqu'on emploie les machines électro-magnétiques, ce sont les seconds dont l'action prédomine, et les effets des premiers disparaissent; avec les machines magnéto-électriques, au contraire, ils ont l'un et l'autre la même intensité. On explique très-bien ces résultats d'après la manière dont les appareils fonctionnent.

Nous ferons enfin une dernière observation: c'est que l'effet énergique de ces instruments tient à la manière plus ou moins rapide avec laquelle la transmission de l'électricité s'effectue : une certaine quantité d'électricité qui se meut très-vite (comme cela a lieu dans l'induction ou bien avec la bouteille de Leyde) donnant une commotion vive et une contraction, tandis que si elle se meut lentement, elle ne produit aucun effet appréciable.

Décrivons maintenant quelques-uns des appareils d'induction actuellement en usage.

A. *Appareils électro-magnétiques.*

Sans nous astreindre à parler des appareils proposés dans l'ordre historique de leur construction, nous dirons d'abord quelques mots de l'instrument nommé appareil d'induction de M. Rhumkorf, et qui a justement attiré des éloges et des distinctions à l'habile constructeur auquel il est dû. Quoique M. Rhumkorf ait réuni pour former cet appareil les indications données par plusieurs physiciens, on peut dire cependant que l'énergie de l'action de cet instrument tient à l'isolement du circuit et à la manière dont il est construit. Cet appareil est le plus énergique de tous ceux qui ont été faits jusqu'à présent.

La longueur du fil, qui est de 8 à 10 kilomètres au moins, donne une très-forte tension à l'électricité développée, dont l'effet se rapporte presque exclusivement à une succession de courants directs. L'interruption du courant de la pile qui aimante le faisceau de fil de fer central se fait à l'aide de l'interrupteur ou trembleur employé par MM. Neef et Delarive, et que l'on retrouve dans les appareils allemands, ainsi que dans d'autres instruments.

Cet appareil, qui est le plus remarquable des appareils d'induction pour les actions physiques, n'a pas été utilisé dans les applications thérapeutiques précisément en raison de sa puissance. On pourrait certainement graduer son action en faisant usage d'un cylindre de cuivre extérieur, comme cela résulte des recherches de M. Dove, et en diminuant la longueur du fil conducteur ; mais alors on retomberait dans la forme de plusieurs appareils médicaux employés de nos jours et qui reposent sur le même principe.

Sans nous arrêter aux appareils allemands, et entre autres sur celui de M. Weller (de Würtzbourg), nous parlerons des machines de M. Duchenne, de M. Bianchi et de MM. Legendre et Morin.

Appareil de M. Duchenne. — L'appareil de M. Duchenne contient beaucoup de bonnes dispositions, et il peut rendre de grands services à la médecine. Ce médecin a eu surtout le mérite dans son appareil d'appliquer des principes parfaitement connus du reste, mais qui n'avaient pas encore été mis à profit et concentrés, si l'on peut s'exprimer ainsi, dans un même instrument.

Son appareil se compose des parties suivantes :

1° Une pile plate renfermée dans un tiroir; une cuve en zinc baignée d'eau salée; un charbon plat moins grand que la cuve en zinc, et percé au centre d'un réservoir oblong dans lequel on verse peu à peu l'acide azotique jusqu'à entière imbibition du charbon.

2° Une bobine à induction, formée de deux fils d'inégal diamètre superposés. C'est dans ces deux fils que passent les courants inducteur et induit.

Je ne comprends pas quelle distinction on a voulu établir dans les applications des courants induits du deuxième ordre. On sait en effet que c'est à Henry qu'est due l'étude de l'induction des courants d'ordres supérieurs et leur application à la médecine ; mais depuis, dans tous les appareils électro-magnétiques, celui de Rhumkorf, de Bianchi, dans ceux des Allemands, etc., c'est toujours le courant induit dans un fil fin, différent du fil dans lequel passe le courant inducteur, qui donne lieu à l'effet physiologique. Il n'en est pas autrement dans l'appareil de M. Duchenne. Dans ce dernier, le fil de la bobine est traversé par le courant provenant de la pile ou courant inducteur; mais l'alternative des intermittences y détermine un courant d'induction auquel tous les physiciens donnent le nom d'extra-courant. C'est celui auquel l'auteur donne le nom de courant du premier ordre. Quant au courant produit par induction dans le fil le plus fin, celui de la deuxième bobine, le même auteur lui donne le nom de courant du deuxième ordre; mais, en définitive, dans le langage scientifique actuel, c'est le courant induit du premier ordre.

3° Un graduateur composé d'un cylindre de cuivre rouge enveloppant la bobine et pouvant à volonté s'avancer ou se reculer sur cette bobine.

En 1842, M. Dove (de Berlin) démontra qu'un cylindre de cuivre introduit dans l'intérieur d'une hélice et garni à l'intérieur d'une certaine quantité de fils de fer doux diminuait l'intensité d'un courant par induction (un cylindre extérieur donne le même effet); c'est sans doute là ce qui a servi de point de départ à l'application faite par M. Duchenne à la graduation de son appareil.

4° Un modérateur composé d'un tube de verre terminé à son extrémité inférieure par un bouton métallique et rempli d'eau; ce modérateur, fondé sur la non-conductibilité de l'eau, servait aux instruments électro-médicaux allemands. Dans un tiroir est un galvanomètre qui indique la force initiale du courant.

5° Enfin le trembleur ou interrupteur employé par Neef et Delarive et dont on a déjà parlé plus haut, et une roue dentée complètent l'appareil.

Appareil de M. Bianchi. — L'appareil de M. Bianchi, qui est fort ingénieux, est partagé en trois parties :

1° Un ou deux couples de Bunsen;

2° Une bobine munie de deux fils : le premier, qui est un gros fil, par où passe le courant inducteur; le second, qui est un fil fin, dans lequel se développe le courant induit. A l'intérieur de cette bobine, on place des tiges de fer dont l'aimantation et la désaimantation, dues au courant inducteur, donnent lieu au courant induit dans le petit fil;

3° Un interrupteur semblable au petit tourniquet électro-magnétique de Ritchie, et dans lequel les interruptions se font au moyen du mouvement d'un petit électro-aimant, mobile entre les armatures d'un aimant permanent fixe ; ce petit électro-aimant entraîne deux fils de platine qui plongent alternativement dans deux cellules isolées pleines de mercure et placées dans le circuit du courant inducteur.

Aussitôt que le courant passe dans le gros fil de la bobine et dans le bain de mercure, le petit morceau de fer doux placé en croix sur la tige de support prend un mouvement de rotation très-rapide, et il paraît dans chaque cuvette de mercure une succession d'étincelles à l'extrémité des aiguilles de platine.

On gradue le courant à l'aide de petites tiges de fer doux introduites successivement dans la bobine.

Cet appareil peut, avec un courant initial très-faible, donner un courant d'induction d'une telle intensité et fournir un tel développement d'électricité, qu'il serait difficile de le supporter.

Appareil de MM. Legendre et Morin. — Cet appareil est portatif et peu dispendieux. Il peut être considéré comme une modification ou plutôt une simplification du premier appareil de MM. Breton frères. Il est renfermé dans une boîte partagée en deux compartiments : l'un contient les instruments d'excitation, et l'autre un multiplicateur terminé dans le fond de la boîte par une lame de laiton sur laquelle repose le charbon, et supérieurement par une plaque de cuivre jaune qui est l'axe du multiplicateur. Plusieurs lames de fer doux sont placées dans son intérieur et permettent de graduer le courant ; il y existe un interrupteur en communication avec le multiplicateur. Aux extrémités du multiplicateur se trouvent de petites saillies métalliques destinées, soit à faire communiquer la pile avec le multiplicateur, soit à recevoir les extrémités des réophores.

Dans les appareils dont on vient de parler, les courants induits sont produits dans un fil séparé de celui dans lequel passe le courant inducteur. Mais on peut employer aussi le courant induit dans le fil même par lequel passe le courant inducteur, c'est-à-dire ce que l'on nomme l'extra-courant. Il suffit, ainsi que l'a proposé le premier M. Masson, d'interposer dans le circuit d'une pile voltaïque quelconque une bobine à un fil ayant au centre un fer doux, c'est-à-dire un électro-aimant et un interrupteur, tel qu'une roue dentée. En mettant en mouvement cet interrupteur, on produit une série de courants induits dans le fil lui-même ; mais si à l'aide de deux conducteurs ou réophores on touche aux deux extrémités de la bobine, alors on ressent des commotions dues principalement à l'extra-courant direct, et produites par la rupture du circuit.

Je me bornerai à cette courte description de quelques-uns des appareils électro-magnétiques les plus employés; je crois, en effet, qu'ils sont destinés à disparaître de la pratique et à être complétement remplacés par les appareils magnéto-électriques. Je suis loin de penser cependant qu'ils ne présentent pas de grandes qualités et qu'ils ne puissent suffire à tous les cas de la pratique médicale. Cela est possible, cela est même vrai; mais les avantages qu'ils présentent sont rachetés par un inconvénient bien sérieux : cet inconvénient, c'est l'usage d'une pile qui complique l'appareil, elle le rend moins portatif; il faut la charger dès qu'on veut s'en servir, la nettoyer ensuite. Ces petites opérations exigent du soin.

Si on veut laisser la pile chargée ou si elle est contenue dans l'appareil, il s'en dégage constamment des vapeurs acides qui ne tardent pas à l'altérer. Enfin, l'usage d'acides dans la pratique civile expose à salir et à altérer les meubles, et dans les hôpitaux elle réclame des élèves appelés à faire ces opérations des soins et des nettoyages qu'il ne leur est pas toujours possible de pratiquer. Ces raisons me paraissent suffisantes pour engager à ne pas faire usage de ces appareils. Cependant, si on désirait employer l'un d'eux, je crois que l'on devrait avoir recours à l'appareil de M. Masson, ou bien à celui de M. Bianchi. Ce dernier appareil est assez simple, assez facile à manier; le prix en est peu élevé; la pile destinée à le mettre en action est placée en dehors de l'instrument et n'a besoin que d'être mise en communication avec lui par des fils. Les courants sont très-énergiques, et on peut parfaitement les graduer à volonté. J'ai eu plusieurs fois occasion d'en faire usage avec succès.

Avant de passer à l'examen des appareils magnéto-électriques, nous croyons devoir parler d'une réclamation qui nous a été adressée par le physicien distingué que nous venons de citer, M. Masson, et dont, après avoir pris connaissance des articles qu'il nous a indiqués, nous avons reconnu la justesse.

Nous avons dit précédemment que les courants par induction étaient employés avec un grand avantage pour produire des effets physiologiques en raison de l'instantanéité de leur production et la rapidité avec laquelle on pouvait les faire succéder les uns aux autres. Nous avons également dit que l'on pouvait utiliser l'extra-courant, c'est-à-dire le courant par induction développé dans un circuit voltaïque, pourvu que l'on interrompît ce circuit à des intervalles très-courts à l'aide d'une roue dentée ou par tout autre moyen mécanique.

M. Masson, qui a étudié il y a une vingtaine d'années les effets de l'extra-courant, a fait usage de ce procédé pour étudier les effets physiologiques de l'électricité. Il avait remarqué à cette époque (1) la propriété que possède l'électricité de n'affecter que les points du corps qui étaient touchés par les conducteurs, et avait proposé d'utiliser ce fait dans la thérapeutique; c'était l'électrisation localisée, comme on l'a appelée depuis. Aussi, on doit rapporter à M. Masson les premières applications qui en ont été faites.

Un appareil d'induction, composé d'une bobine ou d'un électro-aimant à un seul fil, dans lequel on fait passer périodiquement le courant d'un couple voltaïque, permet donc d'utiliser l'extra-courant induit, ou le courant par induction du premier ordre; c'est là l'appareil employé par M. Masson. Nous pensons néanmoins que, malgré la simplicité de cette machine et en raison des motifs que nous avons donnés précédemment, les appareils magnéto-électriques, qui sont toujours prêts à entrer en fonction, sont d'un usage plus commode. Du reste, les effets obtenus sont les mêmes, l'électricité agissant de la même manière, quels que soient les instruments, pourvu que l'on se place dans les mêmes conditions d'intensité et de rapidité de production de courant.

Ce sont ces instruments que nous allons maintenant examiner.

---

(1) *Annales de physique et de chimie*, 1837, t. LXVI, p. 26.

B. *Appareils magnéto-électriques.*

La première machine magnéto-électrique qui ait été construite et qui ait donné des effets énergiques est celle de M. Pixii. L'aimant permanent était mobile, et l'électro-aimant dans le circuit duquel les courants induits inverses et directs se manifestent était fixe. On lui substitua la machine de Saxton, dans laquelle l'aimant était fixe et l'électro-aimant mobile. Cet appareil fut suivi de l'appareil de Clarke, qui n'est qu'une modification de celui-ci, et dont on fit usage pendant plusieurs années pour les applications électro-médicales. Dans cette machine, comme dans les précédentes, les positions relatives de l'aimant et de l'électro-aimant, changeant à chaque instant les variations d'intensité magnétique qui ont lieu dans celui-ci, donnent lieu aux courants induits dans le fil conducteur dont on fait usage.

Des appareils construits sur de plus petites dimensions et moins sujets à se déranger ont été préférés, et nous citerons les appareils de M. Duchenne, celui de MM. Breton et celui de M. Gaiffe.

Appareil de MM. Breton frères. — Le principe de l'appareil construit par MM. Breton est dû à M. Page, qui a produit les courants par induction dans des hélices placées autour des branches d'un aimant permanent en fer à cheval et fixe; alors, en faisant tourner rapidement une armature en fer doux devant les faces polaires de cet aimant, il se manifeste des changements dans l'intensité magnétique des différents points de l'aimant, d'où résultent des courants induits dans le fil conducteur.

M. Dujardin a construit un appareil analogue, et MM. Breton se sont servis de ce principe dans la construction de l'appareil qu'ils ont répandu dans la pratique médicale. MM. Breton graduent l'instrument sans changer la disposition des parties.

A l'aide d'une vis de rappel, ils éloignent ou rapprochent à volonté l'aimant du fer doux qui tourne à l'extrémité, et cet éloignement amène l'affaiblissement graduel du courant par induction.

Appareil de M. Duchenne. — Cet appareil se compose d'un

aimant, d'une armature en cuivre basée sur le principe de M. Dove, d'un régulateur de cette armature, d'un commutateur, de deux bobines recouvertes de fil de cuivre d'épaisseur et de longueur inégales, d'un régulateur des intermittences et d'une roue dentée à engrenage pouvant tourner avec une grande rapidité. Malgré ses qualités, cet appareil n'offre pas de grands avantages, et on peut lui adresser un reproche applicable du reste à tous les instruments qui ont été basés sur cette application d'un double fil autour d'un aimant fixe.

L'action de l'aimant influence les deux fils à la fois, et l'on n'obtient que des courants du même ordre. L'action des fils l'un sur l'autre n'existe pas, parce que celle de l'aimant prédomine. Cependant on peut, avec deux fils, obtenir des circuits d'inégale longueur, et avoir des différences par ce seul motif.

Si, au contraire, on n'avait pas disposé les deux fils sur la même bobine et autour de l'aimant, on aurait pu avoir les courants des deux ordres. Aucun appareil toutefois n'a été basé sur cette donnée. En résumé, on a eu tort, dans la construction de ces appareils, de croire à l'influence réciproque des deux fils indépendamment de l'action de l'aimant.

Appareil de Gaiffe et Loiseau. — L'appareil de MM. Gaiffe et Loiseau est fondé sur les mêmes principes que celui de MM. Breton frères. Il est seulement beaucoup moins volumineux, et en outre il contient une modification importante. Cette modification consiste en ce que l'armature qui tourne à l'extrémité de l'aimant, au lieu d'être tout simplement formée par une lame de fer doux, est formée par une armature en fer doux entourée de deux bobines à induction, et constituant un électro-aimant. Il se manifeste dans cet électro-aimant un courant par induction qui vient se croiser avec le courant induit développé autour de l'aimant du fer à cheval.

Cet appareil a un petit volume; il est doué d'une grande énergie, et il est très-suffisant pour toutes les maladies dans lesquelles on a à employer l'électricité. Il est construit avec grand soin, et donne d'excellents résultats. J'y ai très-souvent recours, et je ne saurais que lui donner des éloges.

Il résulte de tout ceci que c'est aux appareils magnéto-électriques qu'il est préférable d'avoir recours, et je pense qu'ils remplaceront complétement d'ici à quelques années les appareils électro-magnétiques. J'ai recours indifféremment à l'appareil de MM. Breton frères et à celui de MM. Gaiffe et Loiseau. L'un et l'autre sont excellents.

On pourrait, en adaptant un commutateur sur l'axe de rotation de ces appareils, avoir une succession de courants induits dans le même sens, au lieu de présenter des courants alternativement en sens inverse. Cette addition permettrait de faire des études physiologiques intéressantes.

On pourrait également, en ajoutant une enveloppe cylindrique en cuivre rouge à l'ensemble des bobines de l'aimant fixe, retarder la rapidité de production des courants induits, et par conséquent l'énergie de la secousse, car ce mode de graduation de l'appareil est différent de celui qui consiste à éloigner l'armature de l'aimant.

MODE D'APPLICATION DE L'ÉLECTRICITÉ A L'ORGANISME.

Pour appliquer l'électricité à l'homme sain ou malade, il est nécessaire d'avoir recours à des intermédiaires qui sont situés à l'extrémité des fils conducteurs des courants, et qui sont destinés à être mis en rapport avec la peau, les tissus ou les organes. Ces intermédiaires sont de deux sortes, et nous allons successivement les passer en revue.

Établissons d'abord que la première condition qu'ils doivent remplir c'est d'être bons conducteurs de l'électricité. Voici maintenant leurs principales variétés. Nous les réduirons à six espèces :

1° *Appareils appliqués directement sur la peau.* — On applique directement l'appareil électrique sur la peau de la partie sur laquelle on veut faire agir le courant. Les chaînes électriques de diverses espèces, la mixture de MM. Breton frères sont dans ce cas. J'en ai suffisamment parlé plus haut, et je n'y reviendrai pas ici ; je dirai seulement qu'il est des cas peu nombreux, il est vrai, dans lesquels on peut avoir recours avec succès à ce mode d'application.

2° *Conducteurs métalliques.* — Les courants sont introduits dans l'organisme à travers la peau préalablement humectée d'un liquide

conducteur (eau salée, eau acidulée) ou simplement humidifiée par la transpiration insensible, à l'aide d'un métal qui sert d'agent conducteur, et qui est en général du cuivre.

On a donné des formes très-diverses au cuivre ainsi placé à l'extrémité des fils conducteurs des courants. Tantôt ce sont des cylindres plus ou moins volumineux ; tantôt des plaques de cuivre d'une étendue variable; tantôt des boutons ou des boules métalliques. On a quelquefois recours à des tiges métalliques droites ou recourbées, et destinées à être introduites à une certaine profondeur dans les cavités, pour y diriger des courants. C'est ainsi qu'on les fait pénétrer quelquefois dans la bouche, les fosses nasales, l'anus, la vulve, l'urètre.

Ce mode d'application de l'électricité ne doit pas être négligé, et nous y avons quelquefois recours. On peut se demander si le platine ne serait pas bien préférable au cuivre. Je le crois; mais on peut objecter comme argument sérieux le prix très-élevé du platine.

3° *Électro-puncture.* — Il y a quelques années, l'électro-puncture était le moyen le plus employé, je dirai même le seul en usage. Il consiste à introduire des aiguilles à acupuncture en acier, ou mieux encore en platine, dans l'épaisseur des muscles que l'on veut faire contracter, et à diriger les courants à travers deux aiguilles placées à une certaine distance l'une de l'autre, soit dans le même muscle, soit dans le même système musculaire, soit dans le même membre, soit enfin entre deux points entre lesquels on veut faire circuler le courant électrique.

Ce procédé a quelques inconvénients, mais il a aussi de sérieux avantages. L'introduction des aiguilles, quelque peu douloureuse qu'elle soit véritablement, effraye toujours les malades. Quelquefois la blessure de petites veinules qu'il est impossible d'éviter, produit un écoulement de sang qui toutefois n'est jamais considérable, mais qui contribue à augmenter la frayeur des malades.

La contraction est généralement un peu douloureuse, et on n'est pas toujours maître, même avec de faibles instruments, de la modérer à volonté.

Malgré cela, il est fâcheux qu'on ait à peu près renoncé à l'électro-puncture. Il est en effet facile, avec un peu d'habitude, de parer à ces légers inconvénients. D'un autre côté, ce mode d'application des courants localise parfaitement leur action, et il mériterait peut-être beaucoup mieux que d'autres modes le nom d'électricité localisée. On peut, avec des appareils modérés et bien gradués, éviter les inconvénients de la douleur de la contraction et sa trop grande énergie. Je répète donc encore une fois qu'il est à regretter qu'on y ait renoncé, et j'espère que les détails dans lesquels j'entrerai plus loin engageront les praticiens à y avoir recours quelquefois.

4° *Éponges humectées d'un liquide conducteur.* — L'emploi des éponges est très-précieux.

Les deux éponges imbibées d'un liquide conducteur qui est, en général, de l'eau salée, sont placées chacune dans un godet métallique placé à l'extrémité des fils conducteurs et en communication avec eux. Ces deux godets métalliques sont supportés par deux tiges isolantes destinées à être tenues entre les mains de l'expérimentateur. Pour en faire usage, on établit la communication et on place les deux éponges mouillées soit aux deux extrémités du même muscle, soit aux extrémités d'un même système musculaire, soit enfin entre les deux parties entre lesquelles on veut faire circuler le courant.

L'emploi des éponges mouillées localise parfaitement le courant, et c'est grâce à leur emploi que M. Duchenne a pu jeter de vives lumières sur plusieurs points de la physiologie musculaire. On les applique avec succès dans beaucoup de cas pathologiques que nous aurons successivement occasion de passer en revue.

5° *Pinceaux ou brosses métalliques.* — Les pinceaux ou les brosses métalliques sont placés sur un manche isolant et en communication avec l'un des fils conducteurs, tandis que l'autre fil communique avec un conducteur métallique placé sur un point quelconque de la surface du corps. Ce pinceau ou cette brosse sont destinés à agir énergiquement sur la peau et à produire l'électrisation cutanée bien étudiée et bien décrite par M. Duchenne, et sur laquelle nous reviendrons. Je pense, en effet, que c'est le seul moyen de produire l'excitation cutanée à l'aide des courants électriques.

6° *Bains électriques.* — Je n'entends pas par bains électriques ces bains exploités par le charlatanisme, et qui consistent dans l'emploi de baignoires composées de plusieurs métaux différents. Non, c'est tout autre chose. Je distingue le bain de pieds électrique et le bain entier.

Le bain de pieds électrique est composé de deux petites cuves indépendantes l'une de l'autre, et dans chacune desquelles on place de l'eau salée ou de l'eau acidulée tiède.

Le malade plonge chacun de ses pieds dans une cuve différente. Une d'elles est en communication avec le pôle positif, l'autre avec le pôle négatif, à l'aide des conducteurs métalliques qui y sont plongés. Dès que la communication est établie, et si l'on agit par intermittences, les extrémités inférieures du sujet sont en proie à une contraction fibrillaire des muscles continuelle, contraction dont l'intensité est en rapport avec celle de l'appareil et qui rend de grands services dans certains cas de paraplégie.

Les cuves peuvent être métalliques ; mais les effets sont beaucoup plus nets et plus gradués si on les emploie en bois, ou mieux encore en porcelaine ou en verre.

Les bains électriques entiers sont fondés sur le même système. Seulement l'une des deux cuves est une grande baignoire pleine d'eau légèrement salée, et dans laquelle est plongé le patient; l'autre consiste dans un simple vase également plein d'eau salée, et dans laquelle le malade plonge simplement la main.

La communication s'établit comme dans le cas précédent.

Les bains entiers ont jusqu'ici été peu employés; je crois cependant qu'ils seraient susceptibles de quelques usages dont je parlerai plus tard.

ACTION DES COURANTS SUR L'ORGANISME.

L'action des courants sur l'organisme et les effets qu'ils produisent sont subordonnés à un certain nombre de conditions inhérentes aux courants eux-mêmes, et qu'il est assez facile de déterminer. Ces conditions sont les suivantes :

1° L'intensité du courant;

2° La rapidité et l'instantanéité du courant;

3° Le sens du courant.

Avant d'examiner ces conditions diverses, constatons un grand fait, un fait très-important.

Les courants agissent sur l'organisme comme un agent stimulant. C'est un stimulus énergique qui pénètre dans la trame des organes, qui agit sur les muscles et qui peut être porté sur le système nerveux lui-même, à la condition toutefois de ne pas dépasser certaines limites qu'il est d'une très-grande importance de fixer.

Les courants électriques ne possèdent donc qu'une puissance stimulante toujours la même comme nature d'action, et qui ne diffère que par son énergie. Cette énergie étant réglée d'abord par les trois conditions énumérées ci-dessus, ensuite par le mode d'application, enfin par les propriétés vitales des tissus sur lesquels on les fait agir, il est facile d'expliquer, avec ces trois ordres de conditions, tous les effets que l'on obtient, et ensuite de les produire à volonté. On a donc lieu de s'étonner qu'on ait cherché à donner à des effets identiques au fond des noms différents.

L'expression électrisation est la seule qui doive être conservée. Depuis longtemps on a renoncé à celle de galvanisation. Quant à donner le nom de faradisation à l'application des courants par induction, ainsi que cela a été proposé, ce changement ne me semble pas heureux, et n'est motivé par rien. Faraday a bien découvert les courants par induction; mais ces courants n'ont pas d'autre action que celle des diverses espèces de courants électriques; il est préférable de les employer, parce que plusieurs des appareils mis en usage satisfont mieux à telle ou telle condition que l'on veut remplir et que nous allons étudier; mais ces courants par induction n'ont en aucune manière une action spéciale, et leur effet consiste, comme celui de tout courant électrique, dans une action stimulante. Nous n'insisterons pas sur ce point, et nous n'emploierons pas cette dénomination, tout en rendant hommage au célèbre physicien anglais dont elle rappelle le nom. Du reste, ce changement de dénomination que rien ne justifie et qui ne s'appuie sur aucune bonne raison, n'a pas été généralement adopté. Nous examinerons successivement :

1° Les conditions inhérentes au courant;

2° L'influence du mode d'application;

3° L'influence des organes et des tissus sur lesquels agissent les courants.

I. *Conditions inhérentes aux courants.*

1° *Intensité des courants.* — Personne ne saurait contester qu'avec un courant électrique intense on ne puisse produire de puissants effets physiologiques. Cependant, ce n'est pas le meilleur moyen d'arriver à ce résultat; car des courants très-intenses peuvent amener une grande perturbation dans le système nerveux, et quelquefois même en désorganiser certaines parties. D'un autre côté, comme cela résulte des recherches de plusieurs physiologistes, les nerfs et les muscles peuvent s'habituer à l'action des courants continus d'une certaine énergie, et ce n'est plus alors que par les changements d'intensité que l'excitation vient à se manifester. Dans les appareils que l'on met en usage, on peut admettre que l'intensité du courant, sous le rapport des effets physiologiques, est en raison directe du peu d'épaisseur des fils et du grand nombre de tours de spirale qu'ils exécutent.

2° *Instantanéité et rapidité des courants.* — Cette seconde condition est de beaucoup la plus importante. On peut établir en principe que plus les courants sont instantanés et rapides, plus les effets physiologiques sont nets, caractéristiques et énergiques, et se produisent sans qu'il y ait de perturbation ou de désorganisation dans le système nerveux. D'après Henry, en effet, pour produire les effets physiologiques les plus énergiques, il ne faut en mouvement qu'une très-petite quantité d'électricité circulant très-rapidement dans un fil.

Les effets signalés par M. Duchenne comme propres aux courants du deuxième ordre et qui lui semblent constituer des propriétés physiologiques toutes spéciales, ne sont que la conséquence du principe que nous venons de poser. Le courant électrique induit dans une bobine voisine de la bobine inductrice circulant dans un fil très-long et très-fin a une tension très-énergique, et cette tension est même telle dans l'appareil de Rumkorff qu'elle produit des étincelles très-vives; il en est de même de la puissance stimulante de cette espèce de courants. On explique ainsi les apparences lumineuses plus énergiques que ces courants induits déterminent sur la rétine et l'espèce d'action spéciale qu'ils paraissent produire sur la peau.

Ces effets, ainsi que nous l'avons déjà dit dans la première leçon, se rapprochent plutôt des effets que produit la bouteille de Leyde ; car ici on a l'exemple d'une très-petite quantité d'électricité se mouvant très-vite, mais ayant une forte tension et donnant des commotions énergiques. En général, on peut dire que l'excitation musculaire est due à la destruction ou au rétablissement de l'équilibre électrique du nerf, et que plus cet équilibre sera troublé rapidement, plus fort sera l'effet physiologique.

Il est certain que ces effets sont produits d'une manière plus nette avec des courants induits ; mais on peut les obtenir également avec tout autre appareil, pourvu que l'on se place dans les mêmes conditions d'intensité et de rapidité de transmission électrique ainsi que de conductibilité.

3° *Le sens du courant.* — On a peut-être un peu oublié ce qu'on doit entendre par le sens du courant. Voici ce dont il s'agit : Quand on place le pôle positif d'un appareil électrique du côté du bout central d'un nerf de mouvement et le pôle négatif du côté de l'extrémité périphérique de ce même nerf, on produit surtout des contractions musculaires et très-peu ou même point de douleur. Quand on place le pôle négatif au bout central du nerf et le pôle positif à l'extrémité périphérique, le contraire a lieu ; il y a une très-vive douleur et peu ou point de contractions musculaires. Je le répète, ce n'est que lorsque les courants sont modérés, car avec des courants énergiques cette distinction ne saurait être établie.

II. *Conditions inhérentes au mode d'application des courants.*

1° *Application continue ou intermittente d'un courant.* — L'action d'un courant sur l'organisme diffère suivant qu'on le fait agir d'une manière continue ou intermittente. Lorsqu'on l'emploie d'une manière intermittente, son mode d'action est celui d'un agent stimulant, et il produit, suivant qu'il remplit telle ou telle des conditions établies plus haut, soit de la douleur, soit des contractions musculaires. Les effets sont donc la conséquence non pas tant de l'intensité du courant électrique mis en jeu que de l'instantanéité de son action et de la succession des intermittences que l'on peut produire, ils sont dus, ainsi que cela a été dit plus haut, à la rapidité avec laquelle est troublé l'équilibre électrique.

Quand, au contraire, on fait circuler dans un nerf un courant continu et qu'on prolonge un peu l'action de ce courant, le nerf, sans doute en vertu d'un dérangement momentané quelconque dans l'équilibre des molécules organiques qui le constituent, perd pour quelque temps ses propriétés sensitives et motrices; il ne peut plus transmettre la douleur au centre cérébro-spinal; il ne peut plus animer le mouvement des muscles auxquels il se distribue. Il faut, pour lui rendre ses propriétés, soit attendre un certain temps, soit lui administrer un courant intermittent. Les courants continus peuvent donc être employés avec quelque chance de succès dans certaines maladies nerveuses résultant d'un état de surexcitation. Il y a là toute une étude à faire, et de nouvelles applications à tenter. C'est surtout avec une pile à auge qu'on obtient ces courants continus agissant comme hyposthénisants. On peut bien obtenir le même résultat avec des appareils d'induction en maintenant appliqués d'une manière continue les conducteurs ou les deux points sur lesquels on les fait agir. L'effet n'est pas identique, et cependant le résultat est le même. En effet, cette application continue des deux réophores sur la partie qu'on soumet à l'électrisation détermine une succession excessivement rapide de contractions musculaires, et cette succession rapide aboutit à une action hyposthénisante absolument semblable à celle des courants intenses de la pile à auge.

2° *Corps conducteurs mis en contact avec le muscle.* — L'emploi des éponges imbibées d'un liquide conducteur, ou des aiguilles de platine à électro-puncture introduites dans les muscles eux-mêmes a pour effet de déterminer des contractions musculaires subordonnées, il est vrai, aux principes exposés plus haut. Je n'ai pas besoin d'y revenir ici.

3° *Pinceaux et brosses métalliques sur la peau.* — En appliquant sur la surface de la peau naturellement sèche, ou préalablement privée de son humidité par une friction avec de la poudre d'amidon, un pinceau ou une brosse métallique en communication avec la machine, on produit surtout une excitation de la surface de la peau, et parfois une douleur assez vive.

Ce mode d'électrisation a surtout été bien étudié par M. Duchenne, qui en a fait d'heureuses applications. Nous ne pensons pas toutefois que l'électricité ait dans cette circonstance une action spéciale. C'est un agent stimulant qui, comme tel, excite les houppes nerveuses, et consécutivement accélère la circulation capillaire, et peut même produire à la peau des hypérémies capillaires. Malgré cela ce n'est pas un moyen à dédaigner; il agit surtout comme dérivateur.

4° Le mode d'application des courants peut permettre des effets chimiques ou des effets calorifiques, qui ont été mis à profit dans la thérapeutique. Ces applications regardant plutôt la chirurgie, je ne compte pas m'en occuper dans ces leçons.

III. *Influence des propriétés des tissus sur lesquels on agit.*

On obtient souvent des effets différents suivant qu'on agit sur tel ou tel tissu. Pour bien étudier ces actions, nous ferons observer qu'il faut tenir compte des principes précédemment établis. Ceci posé, nous résumerons les faits connus de la manière suivante :

1° *Système musculaire.* — L'action des courants intermittents sur les muscles a pour effet de déterminer des contractions musculaires, et rien autre chose ; l'action des courants continus sur ces mêmes muscles affaiblit ou anéantit même momentanément cette action, qu'on peut rétablir ensuite par des courants intermittents.

2° *Système nerveux.* — En faisant agir à l'extrémité centrale d'un nerf du mouvement les deux électricités positive et négative d'un appareil quelconque, on détermine des contractions musculaires des muscles animés par le nerf dont il s'agit. Si c'est un nerf de sentiment, ce sont des douleurs plus ou moins vives qui se manifestent dans toutes ses branches.

On obtiendrait les mêmes effets, mais doubles, si le nerf est à la fois nerf de mouvement et de sentiment.

C'est à l'aide de ces principes que M. Longet a pu faire ses recherches physiologiques.

3° *Sang.* — L'action d'un courant sur une certaine quantité de sang, pourvu que cette quantité ne soit pas trop forte et que le mouvement dont ce liquide est agité ne soit pas trop rapide, a pour effet de déterminer la coagulation du sang. C'est cette propriété qui a permis d'appliquer l'électricité à la coagulation du sang dans les tumeurs anévrismales.

4° *Système sanguin capillaire.* — Des expériences nombreuses que nous ne pouvons rapporter ici prouvent que l'action des courants électriques a pour effet d'accélérer le cours du sang dans les vaisseaux capillaires.

5° *Système cutané.* — L'action des courants électriques sur la peau a pour effet, ainsi que je l'ai dit plus haut, de stimuler les houppes nerveuses de la peau, et consécutivement d'accélérer le cours du sang dans le système capillaire de la peau jusqu'à produire même des hypérémies.

APPLICATION DE L'ÉLECTRICITÉ A L'ÉTUDE ET AU TRAITEMENT DES MALADIES.

Les premières applications de l'électricité à l'art de guérir sont déjà anciennes.

Sans parler de toutes celles qui ont pour base l'emploi des machines électriques ordinaires et de la bouteille de Leyde, nous dirons quelques mots relatifs à l'application de l'action des courants électriques à la thérapeutique.

On ne doit pas oublier d'abord les noms de Sarlandière et de Fabré Pallaprat, qui en firent un grand usage et contribuèrent à vulgariser ces moyens. Magendie, qui vint ensuite, est un des médecins qui ont le plus fait pour ces applications; les résultats de ces travaux sous ce rapport sont consignés dans les thèses de plusieurs de ses élèves. On a certainement beaucoup trop laissé dans l'oubli ce qu'il a fait; nous aurons plusieurs fois occasion dans les articles suivants de le rappeler et de développer ses idées.

Dès 1830, M. Rayer installait une pile à auge dans son service à l'hôpital de la Charité, et il la faisait servir au traitement des paralysies. De 1834 à 1839, MM. Becquerel et Breschet s'occupaient avec zèle des applications de l'électricité à la médecine. En 1839, M. Andral, dont j'étais alors interne, me faisait traiter dans le cours de l'année 21 paralysies de diverse nature.

Ce ne fut que plus tard que parurent successivement les travaux de M. Duchenne, qui a rendu de véritables services à cette partie de la science; il a beaucoup éclairé la physiologie musculaire et a appliqué l'électricité au diagnostic. Enfin, il a beaucoup contribué à en généraliser l'emploi en thérapeutique.

Il est peu d'agents qui aient reçu d'aussi nombreuses applications à la médecine que l'électricité. Beaucoup de ces applications sont restées stériles et sont maintenant tombées dans l'oubli; quelques-unes subsistent, d'autres sont encore à faire. Nous allons chercher à faire connaître les unes et les autres, et jeter, s'il est possible, quelques lumières sur la confusion qui règne encore dans ce sujet.

L'électricité peut être appliquée au diagnostic et à la guérison de quatre classes d'états morbides qui sont les suivants :

1° Les paralysies;

2° Les névralgies;

3° Les atrophies;

4° Certains états généraux que nous étudierons successivement.

DES PARALYSIES.

Il y a plusieurs distinctions à faire pour les paralysies.

Nous établirons d'abord une première sous-division : paralysies du mouvement ou paralysies proprement dites, et paralysies du sentiment ou anesthésies.

A. *Paralysies du mouvement.*

Les paralysies du mouvement portent sur les muscles de la vie de relation ou sur les muscles de la vie organique; il est nécessaire d'examiner à part les deux variétés.

PARALYSIES DES MUSCLES DE LA VIE DE RELATION OU MUSCLES VOLONTAIRES.

La cause différente de ces diverses paralysies nous permet d'établir une division que nous suivrons, afin de mettre un peu d'ordre dans notre sujet.

Il y a, en effet, cinq espèces de paralysies à considérer :

1° Paralysies symptomatiques d'une lésion quelconque, du cerveau, de la moelle ou des nerfs;

2° Paralysies saturnines ;

3° Paralysies hystériques;

4° Paralysies essentielles;

5° Paralysies rhumatismales.

Dans ces diverses espèces de paralysies, l'application des courants électriques permet d'étudier à part :

1° Le siége;

2° La nature des paralysies.

1° *Siége des paralysies.*

On peut, à l'aide de l'électricité, diagnostiquer le siége précis de certaines paralysies musculaires. En effet, la paralysie isolée d'un, deux ou trois muscles, n'est pas un fait rare, et ces mêmes muscles peuvent être situés au milieu de muscles sains. Quelquefois la paralysie de ces muscles ne se traduit que par certaines attitudes ou certaines positions vicieuses, ou bien encore par la difficulté de quelques mouvements. En pareil cas, l'application de l'électricité permet souvent de reconnaître, par la constatation de la diminution ou de l'abolition de la contractilité dans les muscles paralysés, quels sont ceux qui sont atteints d'une paralysie complète ou incomplète, et ceux qui sont restés à l'état sain. C'est à M. Duchenne que l'on doit surtout d'avoir éclairé cette branche du diagnostic. Ses études lui ont permis de reconnaître et de distinguer dans une masse musculaire, en apparence saine, les muscles qui étaient privés de mouvement, et qu'on eût, sans l'application de l'électricité, laissés dans l'oubli. C'est ainsi que M. Duchenne a fixé avec soin le diagnostic de la paralysie des muscles grand dentelé, rhomboïde, angulaire de l'omoplate, du muscle trapèze, du deltoïde et des muscles rotateurs de l'humérus ; enfin, de la paralysie du diaphragme, dont il a donné une histoire assez complète, eu égard au petit nombre de faits de cette nature que possédait la science.

2° *Nature des paralysies.*

Nous considérerons à part les cinq variétés de paralysies que nous avons établies plus haut.

1° *Paralysies symptomatiques d'une lésion des nerfs de la moelle épinière ou du cerveau.*

A. *Lésion des nerfs.* — La lésion traumatique des nerfs, leurs blessures, leurs déchirures, enfin toute interruption dans leur continuité, ont pour effet de paralyser la contractilité musculaire des muscles auxquels ces nerfs, à l'état d'intégrité, communiquent le mouvement. Dans cette variété de paralysies, l'application des courants électriques démontre que la contractilité musculaire est au moins fortement diminuée, et même, dans la plupart des cas, complétement anéantie. L'électricité permet donc ici de déterminer la nature de la maladie.

Quant au traitement et à la guérison de cette espèce de paralysie par l'administration de l'électricité, je ne pense pas que l'on puisse en retirer de grands avantages. Je doute même qu'on ait jamais réussi à rendre la contractilité aux muscles qui avaient perdu tout mouvement par l'une de ces causes. Cependant, si le nerf n'est pas complétement désorganisé ou que la section ne soit pas complète, on peut, après un temps assez long, arriver à des résultats parfois heureux.

B. *Maladies de la moelle.* — Marshall-Hall a essayé d'établir que dans les paralysies symptomatiques d'une lésion de la moelle épinière l'irritabilité musculaire était complétement anéantie, tandis que dans les paralysies symptomatiques d'une lésion cérébrale, cette irritabilité était au moins conservée intacte, sinon même augmentée.

Si ces propositions sont exactes, il est évident que dans les paraplégies consécutives aux maladies de la moelle, les courants électriques ne pourront plus faire contracter les muscles des membres atteints de paraplégie, et cette impuissance même sera un excellent moyen de diagnostic et permettra de reconnaître la nature des paralysies des membres inférieurs dont il est question.

Les propositions de M. Marshall-Hall n'ont pas été admises sans contestation. Tous les observateurs qui voudront bien se livrer à l'expérimentation ne tarderont pas à se convaincre qu'il y avait au moins une singulière exagération dans les assertions de l'auteur anglais. M. Duchenne a repris cette question, et a contribué à l'élucider.

Voici l'état de la science sur ce sujet :

Toutes les fois qu'une paraplégie se développe sous l'influence d'une lésion de la moelle, un ramollissement, par exemple, la contractilité musculaire que l'on développe à l'aide de courants électriques peut être conservée intacte, ou bien diminuée, ou bien complétement anéantie. Ces trois états sont complétement en rapport avec le degré de conservation des mouvements volontaires. Ainsi quand il n'y a qu'un engourdissement avec fourmillement dans les extrémités inférieures, la contractilité musculaire se développe facilement à l'aide des courants électriques ; elle paraît intacte dans la majorité des cas. Si la maladie est plus avancée, s'il y a paraplégie incomplète, et que le malade puisse à peine se tenir sur ses jambes, la diminution de la contractilité est très-évidente. Enfin c'est à peine si l'on aperçoit quelques mouvements dans les muscles, quelle que soit d'ailleurs l'intensité du courant, lorsque la maladie en est arrivée à clouer les malades dans leur lit et à les priver complétement de l'usage de leurs membres inférieurs.

Il résulte de tout ceci que l'application de l'électricité sera dans ces diverses circonstances d'un grand secours pour le diagnostic ; elle aide à reconnaître : 1° quelle est la nature de la paralysie ; 2° quel est son siége et le degré auquel elle est parvenue.

Que penser des courants électriques dans le traitement des paralysies symptomatiques des maladies de la moelle? On a singulièrement exagéré les résultats de l'emploi des courants électriques dans ces maladies. Je vais résumer, sous forme de propositions, ce qu'il y a de réellement acquis à la science dans ces applications.

1° Toutes les fois qu'une paraplégie est symptomatique d'une lésion de la moelle en travail de formation, ou bien que cette lésion existe encore à l'instant où on examine le malade, l'application des courants électriques est sans aucune efficacité; loin de là, je l'ai vue souvent nuire au malade, et augmenter les accidents en rendant sa marche plus pénible et plus difficile.

2° Quand l'altération médullaire, point de départ de la paraplégie, est arrêtée et guérie, elle laisse presque toujours à sa suite une paralysie des membres inférieurs; c'est seulement dans ce cas qu'on peut essayer avec quelques chances de succès les applications de l'électricité.

3° Il est assez difficile de savoir quand une lésion est cicatrisée, la paraplégie n'en persistant pas moins après. Il suit de là qu'on ne doit essayer l'emploi de l'électricité qu'un certain temps après la guérison apparente de la lésion de la moelle et après avoir employé d'autres médications, et spécialement les cautères le long de la colonne vertébrale.

4° Les courants électriques, dans les paralysies des membres inférieurs, survivant aux lésions de la moelle, sont bien souvent sans aucune efficacité. Quelquefois cependant ils rendent un peu de mouvement aux parties affectées. Il est douteux qu'on ait pu obtenir le rétablissement complet du mouvement. Quant à moi, je ne suis jamais arrivé à de semblables résultats.

5° Pour espérer quelque résultat avantageux de l'emploi des courants électriques contre les paraplégies, il faut les employer pendant un temps quelquefois très-long, et y persévérer des mois entiers et jusqu'à des années; il faut que ces courants n'aient pas une grande intensité et qu'ils soient administrés d'une manière intermittente. On peut établir en principe qu'il est préférable de faire agir le courant électrique pendant un temps assez court, dix minutes, un quart d'heure, par exemple, et répéter le traitement deux fois par jour, que de fatiguer le malade par des séances d'une demi-heure ou plus encore.

6° Tout mode d'application de l'électricité dans les paraplégies est bon, pourvu qu'il agisse d'une manière intermittente et qu'il traverse les deux membres malades. Les aiguilles à acupuncture, les conducteurs métalliques, les éponges mouillées et les bains de pieds électriques, peuvent les uns et les autres conduire à de bons résultats.

PARALYSIES SYMPTOMATIQUES D'UNE LÉSION MATÉRIELLE DU CERVEAU.

Nous avons dit que Marshall-Hall avait établi en principe que l'irritabilité musculaire était augmentée dans les muscles paralysés sous l'influence d'une lésion cérébrale. Cette proposition parut singulière, et les expériences faites en France vinrent en partie infirmer les idées de ce médecin. M. Duchenne a conclu d'expériences nombreuses que la contractilité musculaire était, dans ces circonstances, conservée à peu près la même que dans l'état sain. Les expériences que j'ai tentées à cet égard me permettent d'adopter complétement les idées de M. Duchenne. Vous pouvez voir actuellement dans mes salles un individu atteint d'une hémiplégie complète à la suite d'une hémorrhagie cérébrale, et dont les muscles atteints conservent la contractilité électro-musculaire parfaitement intacte. Je ne regarde pas cependant ce fait comme absolu, car il y a certainement quelques cas d'hémiplégie suite d'hémorrhagies cérébrales dans lesquels la contractilité électro-musculaire est affaiblie.

Quelle est l'influence de l'application des courants électriques dans le traitement des paralysies symptomatiques des maladies du cerveau ? Des tentatives nombreuses ont été faites dans cette voie, et on peut en formuler les résultats en quelques propositions :

1° Dans les paralysies récentes, et produites sous l'influence d'une lésion cérébrale (hémorrhagie, ramollissement, etc.), l'application de l'électricité n'est d'aucune utilité ; loin de là, elle est nuisible dans quelques cas, et on peut l'accuser d'avoir contribué à faire reparaître les accidents cérébraux.

2° L'électricité ne peut être appliquée que lorsque ces sortes de paralysies sont déjà anciennes, et lorsqu'on peut penser que les lésions cérébrales qui les ont produites sont cicatrisées. Je conseille d'attendre au moins cinq à six mois après une attaque d'hémorrhagie cérébrale pour en faire l'essai. Et encore ce temps est-il quelquefois bien court.

3° Dans les paralysies anciennes, l'électricité, dans la grande majorité des cas, ne produit aucune amélioration.

4° Dans un petit nombre de cas il y a une amélioration à la suite de son emploi, et les malades recouvrent quelques mouvements. Il y a lieu de se demander si dans de pareils cas ce n'est pas le temps qui amène ces améliorations plutôt que l'agent thérapeutique lui-même.

On a rapproché des paralysies cérébrales la paralysie générale des aliénés. On a peut-être eu raison. MM. Duchenne et Brierre de Boismont se sont livrés à des expériences intéressantes, desquelles il résulte que dans cette espèce de paralysie la contractilité électro-musculaire est conservée parfaitement intacte. La constatation de ce fait permet de l'employer, en cas de doute, comme moyen de diagnostic, mais d'un autre côté il est évident qu'on ne saurait en retirer aucun avantage dans le traitement de cette maladie.

Paralysies saturnines.

L'influence de l'électricité dans les paralysies saturnines avait été peu étudiée avant les travaux de M. Duchenne. En 1839, je fis quelques expériences sous les yeux de M. le professeur Andral; les résultats n'ont pas été publiés. Voici maintenant où en est la science à ce sujet :

La paralysie saturnine frappe de préférence, comme on le sait, certains muscles de la région postérieure de l'avant-bras. Cette paralysie, de même que la paralysie végétale, est caractérisée, selon M. Duchenne, par la perte plus ou moins complète de la contractilité et de la sensibilité électrique des muscles atteints.

Cette proposition est certainement trop absolue. Dans quelques cas de paralysies saturnines, la contractilité est à la vérité presque complétement abolie; mais dans un grand nombre elle n'est que simplement diminuée, et cette diminution a lieu à des degrés très-différents; on passe ainsi par des intermédiaires nombreux d'une simple diminution à une abolition presque complète. La considération de cette abolition ou de cette diminution à des degrés variables de la contractilité électro-musculaire permet d'appliquer l'électricité au diagnostic de cette maladie. L'abolition complète ou la simple diminution de la contractilité électro-musculaire sont en effet en rapport avec l'état complet de paralysie ou la simple diminution de mouvement spontané dans les muscles atteints.

Le traitement des paralysies saturnines réclame d'une manière positive l'emploi des courants électriques. C'est en pareil cas surtout qu'il faut les administrer avec énergie et pendant longtemps, tout en ayant recours simultanément à d'autres agents également actifs : les bains sulfureux, la strychnine et le traitement hydrothérapique. La machine d'induction de Rumkof trouvera peut-être ici un jour son application.

Paralysies hystériques.

Ce n'est pas ici le lieu de discuter la nature des paralysies hystériques et de faire l'histoire des nombreuses variétés de siége, d'intensité et de formes qu'elles présentent. Nous constaterons seulement ici qu'elles sont caractérisées par un grand fait : la conservation de la contractilité musculaire développée par les courants électriques. Cette conservation et cette intégrité peuvent servir de moyens de diagnostic. Fréquemment il existe, en même temps que la paralysie, une anesthésie de la peau de la partie correspondante aux muscles privés de mouvement.

L'emploi des courants électriques est parfaitement indiqué dans le traitement des paralysies hystériques; toutefois sous le rapport de leurs effets, on obtient les résultats les plus différents. Ainsi, en traitant une paralysie de même intensité, une paralysie complète, par exemple, tantôt on obtient un résultat rapide et une guérison en quelques jours sous l'influence de l'emploi des courants électriques; tantôt cette guérison se fait attendre plus ou moins longtemps, et il faut quelquefois plusieurs mois pour l'obtenir; dans d'autres cas enfin, ces paralysies sont incurables. Il est difficile d'expliquer ces résultats et la cause en est tout à fait inconnue; on peut toutefois conclure de cette variabilité d'action que dans les cas où le succès tardera à suivre l'emploi de l'électricité, il ne faut pas se rebuter et continuer longtemps, quelquefois même plusieurs mois. C'est dans les paralysies hystériques surtout qu'on se trouve bien d'employer simultanément le traitement hydrothérapique avec douches froides. Il ne faut pas toutefois être trop fier des prétendues guérisons de paralysies hystériques obtenues à l'aide de l'électricité. Rien n'est plus fréquent, en effet, que de voir de telles paralysies disparaître sous l'influence des agents les plus différents avec une assez grande rapidité, ou quelquefois même instantanément, de même qu'elles peuvent se reproduire sans cause aucune avec une extrême facilité.

Paralysies rhumatismales.

On voit quelquefois à la suite de l'action du froid un certain nombre de muscles être atteints de rhumatisme. Ce rhumatisme est caractérisé par une douleur très-vive dans les muscles affectés, et par une impossibilité absolue pour ces organes de se contracter; impossibilité qui persiste souvent après la disparition des douleurs et la cessation de l'état aigu. Il en résulte souvent alors une paralysie, tantôt momentanée, tantôt durable. C'est cette paralysie à laquelle on a donné le nom de *paralysie rhumatismale.*

Dans les paralysies rhumatismales récentes et qui ne sont pas encore accompagnées d'atrophie, la contractilité musculaire développée par l'action des courants électriques est conservée à peu près intacte; c'est même là un moyen de diagnostic que l'on peut employer avec une grande assurance. En même temps la sensibilité musculaire est augmentée sous l'influence de l'électrisation. Ces paralysies peuvent être rangées parmi celles qui se trouvent le mieux de l'emploi de l'électricité; je ne saurais donc trop recommander, en pareille circonstance, l'emploi de cet agent. Il est souvent d'autant plus urgent d'y avoir recours, que si on laisse persister ces paralysies elles peuvent se compliquer, et parfois assez rapidement, d'atrophie musculaire locale.

L'emploi de l'électricité n'exclut pas, du reste, l'emploi simultané d'autres moyens, tels que douches chaudes simples ou sulfureuses, frictions, etc.

Paralysies dites essentielles.

Lorsqu'on voit des paralysies plus ou moins étendues se manifester chez des femmes nerveuses, hystériques, ou bien coïncider ou alterner chez certains sujets avec d'autres symptômes nerveux, on donne à ces paralysies le nom d'hystériques; mais en dehors de ces cas, il est un certain nombre de paralysies qu'il est véritablement difficile de faire rentrer dans une des quatre classes précédentes. On leur donne alors par exclusion, et parce qu'on ne peut les classer ailleurs, le nom de paralysies essentielles. M. Le Roy d'Etiolles fils, dans un travail qui a remporté le prix institué sur cette question par l'Académie de médecine, reconnaît plusieurs espèces de paraplégies qui ne peuvent être classées ni dans les paralysies symptomatiques de lésions de la moelle, ni dans les paraplégies hystériques, saturnines ou rhumatismales, et que l'on est obligé de classer dans les paralysies essentielles. Voici quelles sont les principales variétés admises par ce médecin.

Paraplégies symptomatiques des maladies des organes génito-urinaires;

Paraplégies symptomatiques de l'anémie et de la chlorose;

Paraplégies développées à la suite de fièvres graves;

Paraplégies développées à la suite d'intoxications diverses, telles que l'action de l'acide carbonique, celle de l'arsenic.

Quelle est l'action des courants électriques sur ces espèces de paralysies? C'est une question qui ne peut encore être décidée d'une manière définitive. *A priori* on peut admettre que dans toutes les paraplégies essentielles, et en particulier dans les variétés dont nous venons de parler, la contractilité électro-musculaire est conservée; mais les faits ne sont pas assez nombreux pour généraliser cette conclusion. M. R. Le Roy d'Etiolles, dans plusieurs cas de paraplégies essentielles symptomatiques de maladies des reins, de maladies de la vessie ou de maladies de l'utérus, a trouvé la contractilité électro-musculaire conservée. Il est à désirer que d'autres faits viennent se joindre à ces derniers.

Quant à l'application de l'électricité à ces sortes de paralysies, il ne saurait y avoir aucun doute à cet égard. Si des paralysies peuvent guérir, ce sont certainement celles dont il s'agit ici; je crois donc qu'il faut employer cet agent avec persévérance et le continuer très-longtemps d'une manière suivie et avec un degré d'intensité suffisant. Plusieurs mois suffisent à peine, dans certains cas, pour amener la guérison.

Nous devons aussi dire quelques mots de l'hémiplégie faciale. Cette paralysie, qui tantôt se développe spontanément, tantôt se produit sous l'influence du froid, d'un courant d'air, a été l'objet de bien des discussions.

Pour les uns, elle est le résultat d'une petite hémorrhagie ou d'un ramollissement très-circonscrit au niveau de l'origine du nerf facial ou dans le nerf facial lui-même ; pour d'autres, c'est une affection rhumatismale, dont on explique le mode de formation par la congestion sanguine du nerf facial sous l'influence du froid ; pour d'autres enfin, et c'est l'opinion que j'adopte, l'hémiplégie faciale est due tantôt à l'une, tantôt à l'autre de ces causes.

Quoi qu'il en soit, l'action de l'électricité sur ces hémiplégies donne les résultats les plus variables; dans quelques cas, il y a conservation de la contractilité musculaire développée par l'électricité ; dans d'autres, cette contractilité est diminuée ; dans d'autres, enfin, elle est anéantie. Ce qu'il y a de positif, c'est que c'est seulement dans les cas où la contractilité est conservée intacte ou seulement diminuée que la guérison peut être obtenue à l'aide de courants électriques, tandis que ceux dans lesquels elle est anéantie sont à peu près incurables. Les premiers sont-ils dus à ce qu'il s'agit de paralysies rhumatismales, et les seconds à ce qu'il est question de paralysies symptomatiques de lésions cérébrales ? C'est ce qui ne peut être décidé dans l'état actuel de la science. Les résultats que j'ai obtenus il y a déjà longtemps se trouvent d'accord avec ceux qui sont consignés dans l'ouvrage de M. Duchenne, qui les a fait connaître le premier. En résumé, je crois que, malgré l'incertitude du résultat, on doit traiter toutes les hémiplégies faciales isolées par l'électricité. Nous admettrons cependant une réserve ; c'est que lorsqu'on a affaire à une de ces hémiplégies dans lesquelles la contractilité musculaire électrique est anéantie complétement et qu'on n'aura obtenu absolument aucun résultat au bout de deux à trois mois, il faudra y renoncer.

Paralysies du mouvement dans les muscles de la vie organique.

Paralysie des intestins et du rectum. — On a conseillé de ranimer la contractilité affaiblie des plans musculaires de l'intestin et d'y déterminer des mouvements péristaltiques à l'aide de courants électriques variant d'intensité.

Ces applications auraient pour but de vaincre des constipations opiniâtres ou de faire disparaître des gaz accumulés dans l'intestin. Voici la manière d'appliquer ces courants électriques :

On introduit un conducteur métallique dans la bouche et un autre dans le rectum ; celui de la bouche est mis en communication avec le pôle positif, et celui de l'anus avec le pôle négatif : on agit par intermittences.

J'ai eu plusieurs fois recours à ce moyen dans les deux circonstances que j'ai indiquées plus haut (constipation et accumulation de gaz), et je ne l'ai jamais vu suivi de succès.

Paralysie de la vessie.

Il est certains cas de paralysie de la vessie, indépendants de toutes lésions organiques, dans lesquels on pourrait avoir recours à l'emploi des courants électriques. Voici de quelle manière on peut les mettre en usage :

On applique le pôle positif à l'aide d'une éponge imbibée d'un liquide conducteur sur l'hypogastre, et le courant négatif au moyen d'une sonde de caoutchouc introduite dans la vessie. Cette sonde est traversée par une tige métallique libre à ses deux extrémités : l'une plonge dans la vessie, et l'autre, placée au dehors, est destinée à être mise en communication avec le pôle négatif. Je n'ai jamais eu l'occasion d'avoir recours à ce mode d'application, et je crois même qu'il a encore été très-peu employé.

Cette application de l'électricité à la paralysie des muscles de la vie organique est encore tout entière dans l'enfance ; je ne saurais trop appeler sur elle l'attention des praticiens.

Paralysies du diaphragme.

On peut rapprocher des paralysies des muscles de la vie organique celle du diaphragme. Cette affection, ainsi que j'ai eu occasion de le dire plus haut, a été surtout étudiée par M. Duchenne. Voici le résumé du travail de ce médecin distingué :

Les signes principaux de la paralysie du diaphragme sont les suivants :

Pendant l'inspiration, les hypocondres et l'épigastre sont déprimés, tandis qu'au contraire la poitrine se dilate. Pendant l'expiration, les mouvements de la poitrine et de l'abdomen ont lieu également dans un sens opposé, c'est-à-dire que l'abdomen se soulève, tandis que la poitrine se resserre. Ces effets amènent une inspiration courte et insuffisante aux besoins de la phonation et de la parole; de là aussi l'impossibilité d'inspirer largement, de soupirer, etc., sans être étouffé par l'ascension des viscères.

La paralysie du diaphragme n'est pas mortelle par elle-même; la respiration qui se fait par les intercostaux quand le malade est en repos, et par les intercostaux et les autres muscles respirateurs quand la respiration est agitée, suffit à l'hématose. On peut donc vivre longtemps; mais la plus simple bronchite peut occasionner la mort par asphyxie, l'expectoration étant difficile ou même impossible.

Le meilleur traitement à opposer à cette maladie est l'électrisation du diaphragme par l'intermédiaire des nerfs phréniques.

On obtient ainsi une véritable respiration artificielle, qui peut du reste être également d'une grande utilité dans les cas où les muscles respirateurs sont demi-paralysés, comme dans certains cas d'empoisonnement par l'opium et par la vapeur de charbon; quelques fièvres graves, le choléra, les diverses asphyxies.

M. Duchenne opère la respiration artificielle au moyen de l'électrisation cutanée effectuée rapidement sur diverses parties du corps.

Pour opérer l'électrisation au moyen des nerfs phréniques, M. Duchenne place un des conducteurs au-devant du scalène antérieur d'un côté de la poitrine et l'autre au-devant du scalène du côté opposé, en ayant soin de déprimer la peau et de faire agir l'extrémité du conducteur dans cette dépression.

On fait agir le courant par intermittence.

B. *Paralysies du sentiment.*

Les paralysies du sentiment peuvent être rattachées à trois groupes principaux, qui sont :

1° Paralysie de la sensibilité cutanée, ou anesthésie ;

2° Paralysie de la sensibilité musculaire ;

3° Paralysie des sens spéciaux.

1° *Paralysies de la sensibilité cutanée. — Anesthésie.*

L'anesthésie peut coïncider avec des paralysies du mouvement, ou en être complétement indépendante ; elle peut se produire sous l'influence de lésions organiques des nerfs, de la moelle épinière, ou du cerveau, ou bien en être tout à fait distincte. Ces deux espèces sont très-différentes sous le rapport du traitement.

Le diagnostic de l'anesthésie cutanée est des plus simples ; il n'est par conséquent pas besoin d'y insister ici. L'emploi de l'électricité sous ce rapport est parfaitement inutile, et son application serait du temps perdu. Quant à son emploi contre l'anesthésie, c'est tout autre chose.

Lorsque cette anesthésie est sous l'influence de lésions organiques et qu'elle coïncide avec des paralysies du mouvement dues à la même cause, l'emploi de l'électricité devient tout à fait inutile. Dans le cas contraire, quand l'anesthésie est purement nerveuse, comme dans l'hystérie simple, l'hystérie avec chlorose, et dans bien d'autres cas encore, l'électrisation cutanée exerce sur elle une influence remarquable. Elle rétablit quelquefois la sensibilité cutanée en quelques instants ; mais aussi ce rétablissement n'est bien souvent que passager, et l'anesthésie récidive presque avec la même facilité qu'elle a disparu. Il ne faut pas, du reste, se faire illusion touchant la valeur de l'électrisation cutanée contre l'anesthésie ; ce phénomène morbide est des plus variables dans son intensité, son mode d'apparition et de disparition, ses caractères, etc., et il est difficile d'établir des règles précises à cet égard. Il disparaît bien souvent spontanément pour reparaître à l'instant où l'on s'en doute le moins, tandis que dans d'autres cas il persiste avec une ténacité incroyable. Enfin, beaucoup d'agents thérapeutiques autres que l'électricité peuvent amener sa guérison. En définitive, si nous recommandons l'emploi de l'électrisation cutanée dans l'anesthésie, nous reconnaissons cependant qu'on peut parfaitement s'en passer.

2° *Sensibilité musculaire spéciale.*

Les muscles paraissent jouir d'une sensibilité spéciale à laquelle on a donné un nom particulier. C'est cette propriété que M. Duchenne a décrite sous le nom de conscience musculaire. Voici ce dont il s'agit. Chez un certain nombre de sujets on observe une anesthésie simple bornée à la peau ou bien accompagnée d'une diminution de la sensibilité de tous les tissus, muscles, os, nerfs, etc. Ces sujets se partagent en deux classes que l'on peut distinguer en les privant momentanément de la vue par l'occlusion des paupières.

Dans la première classe, qui est de beaucoup la plus nombreuse, les individus anesthésiques auxquels on bouche les yeux peuvent exécuter tous les mouvements qu'on les engage à faire, seulement ils n'ont pas la conscience de l'étendue de ces mouvements, de la pesanteur, de la résistance, etc. Cela tient à ce qu'ils ne perçoivent plus la sensation appelée par M. Gerdy sens d'activité musculaire, et avant lui, par Charles Bell, sens musculaire.

Dans une deuxième classe, les sujets auxquels on vient à enlever momentanément l'exercice de la vision, perdent la faculté d'exercer les moindres mouvements volontaires. Les muscles restent dans l'inertie, quelque énergique que soit la force de la volonté pour en triompher.

Si une fois les muscles en contraction, on fait fermer les yeux à ces individus, la contraction persiste, et on ne pourrait la vaincre sans éprouver une très-grande résistance.

L'électricité localisée rendrait cette faculté aux muscles qui l'ont perdue, et ferait rentrer les sujets qui sont dans ce cas dans la première classe que nous avons mentionnée il y a un instant.

M. Duchenne formule ainsi, dans une conclusion, sa pensée sur cette propriété musculaire :

« Il paraît exister un sens qui siége dans le muscle et qui sert à » l'accomplissement de la contraction musculaire volontaire. C'est

» lui qui, sans doute, excité par le cerveau et réagissant à son tour » sur cet organe, l'éclaire pour ainsi dire sur le choix des muscles » dont il doit provoquer la contraction. »

On comprend, d'après tout ceci, que la perte simultanée de la vue et de la conscience musculaire doive produire une paralysie des mouvements volontaires.

Enfin, nous devons signaler comme donnant de bons résultats l'application de l'électricité dans de telles circonstances; la faculté que possède cet agent de rétablir cette conscience musculaire en même temps qu'elle fait disparaître l'anesthésie dans les muscles qui en sont privés doit engager à y avoir recours.

Nous venons d'exposer, d'après M. Duchenne, ce qui est relatif à la conscience musculaire. J'avouerai d'abord que je désirerais d'autres observations que les faits très-peu nombreux sur lesquels on s'appuie pour admettre cette nouvelle propriété des muscles. Je ne me reconnais pas du tout suffisamment éclairé sur cette question, qui me semble entourée encore d'une grande obscurité. De plus, des questions de priorité se sont déjà élevées à cet égard. Il paraîtrait que Charles Bell connaissait cette propriété et qu'il en a parlé dans plusieurs passages. M. Le Roy d'Etiolles, dans son *Traité des paraplégies*, établit une discussion d'où il ressort que cette propriété nouvelle, connue depuis longtemps de M. Sandras, qui en parlait à ses élèves dans ses leçons cliniques, aurait été surtout décrite par un interne distingué, M. Landry, en juillet 1852. Cet observateur admettait dans son travail qu'il résidait dans le tissu musculaire lui-même une sensibilité spéciale d'activité qui pouvait être abolie d'une manière isolée... Il reconnaissait aussi la possibilité de la suppression de l'appréciation des actions musculaires, et donnait à l'appui de son opinion trois observations recueillies à l'hôpital Beaujon, dans le service de M. Sandras. Ce ne serait qu'en décembre 1853 que M. Duchenne aurait présenté son travail à l'Académie des sciences. Nous ne voulons pas juger ici ces questions de priorité.

3° *Paralysie des sens spéciaux. — Amaurose.*

L'amaurose essentielle, indépendante de toute lésion organique, peut-elle guérir sous l'influence de l'électricité ? C'est à Magendie que l'on doit les premiers essais dans cette direction, et il a obtenu plusieurs succès. J'ai eu occasion, il y a une quinzaine d'années à peu près, de l'employer sur un homme âgé de quarante-cinq ans, atteint d'une amaurose complète : cette amaurose disparut en partie sous l'influence de l'électricité administrée régulièrement pendant plusieurs mois et sans interruption.

Je crois que ce mode de traitement est beaucoup trop négligé actuellement, et qu'on pourrait guérir beaucoup d'amaurotiques en les soumettant à l'influence des courants développés dans les appareils d'induction, si perfectionnés aujourd'hui. La graduation facile de ces appareils permet de les employer sans aucun inconvénient.

L'électricité peut être appliquée à l'organe de la vue soit comme le faisait M. Magendie au moyen de l'électro-puncture pratiquée dans plusieurs points autour de l'orbite, soit à l'aide des éponges imbibées d'un liquide conducteur et qu'on fait agir sur les paupières, ou bien encore entre les paupières et la nuque.

Je ne pense pas qu'on doive attacher quelque importance à l'administration de courants de tel ou tel ordre, cela est parfaitement indifférent ; il y a cependant quelques préceptes à suivre dans le traitement de l'amaurose par l'électricité ; ces préceptes sont les suivants :

L'électricité doit être administrée d'une manière intermittente, avec les plus grands ménagements et à des doses très-faibles.

Les séances doivent être de courte durée, et il est préférable d'en donner deux ou trois par jour et de quelques minutes seulement, qu'une seule d'une durée plus longue.

Si on veut obtenir quelques résultats heureux, le traitement doit être continué très-longtemps dans ces conditions ; sa durée peut être de plusieurs mois.

Surdité nerveuse.

On a quelquefois employé l'électricité dans le traitement de la surdité nerveuse ; je dirai cependant que cette médication n'a pas été expérimentée dans cette maladie sur une assez large échelle, et surtout qu'elle n'a pas été continuée assez longtemps dans les cas où on a tenté de guérir cette affection, pour qu'on puisse se prononcer d'une manière définitive à cet égard.

M. Ménière, médecin des Sourds et Muets, a souvent retiré de bons effets de l'emploi de l'électricité dans cette maladie ; il lui attribue plusieurs améliorations ainsi obtenues. M. Duchenne s'en est également bien trouvé dans quelques cas.

Il y a plusieurs manières d'employer l'électricité dans la surdité nerveuse. Tantôt on place du coton imbibé d'un liquide conducteur dans chaque oreille, en prenant le soin de le faire pénétrer jusqu'à la membrane du tympan ; ce coton est mis en communication avec les réophores métalliques. M. Duchenne fait renverser la tête de côté, verse de l'eau dans le conduit auditif de l'oreille qui se trouve placée ainsi à la partie supérieure, il plonge alors un réophore dans cette eau, et l'autre courant est appliqué à la nuque à l'aide d'une éponge mouillée.

Dans le traitement de la surdité nerveuse, on peut agir avec un peu plus d'énergie que pour l'amaurose ; mais il faut cependant que cette énergie soit très-modérée.

C'est un moyen, du reste, qui ne peut conduire à des succès que si on l'emploie très-longtemps et d'une manière incessante.

Quelques séances, quinze, vingt, trente même, ne servent à rien dans ces sortes de paralysies ; il faut contiuuer l'emploi de l'électricité pendant plusieurs mois pour espérer quelques résultats heureux.

Il est bien entendu que dans la surdité, de même que dans l'amaurose, il faut toujours faire agir les courants par intermittence.

Perte de l'odorat.

M. Duchenne a rapporté l'observation d'un sujet auquel il a rendu l'odorat en promenant dans les fosses nasales le réophore d'un des conducteurs de son appareil. C'est un moyen, du reste, qui a encore été peu appliqué.

Perte du goût.

Je ne crois pas que l'électricité ait encore été souvent appliquée dans de pareilles circonstances.

Névralgies.

On a depuis longtemps employé l'électricité pour guérir les névralgies. Fabré-Palaprat, Magendie et bien d'autres ont nombre de fois vivement recommandé ce moyen. Dans ces derniers temps, M. Duchenne a de nouveau insisté sur le traitement de ces maladies par cet agent; il a préconisé une manière nouvelle d'employer l'électricité, qui, entre ses mains, paraît avoir produit de bons effets.

Il y a deux méthodes bien différentes à suivre dans l'emploi de l'électricité contre les névralgies. La première consiste dans l'emploi des courants continus; la deuxième dans l'électrisation cutanée.

1° *Courants continus.* — C'est la méthode employée par Fabré-Palaprat d'abord, puis plus tard, et d'une manière bien plus rationnelle, par Magendie et ses élèves. Pour l'appliquer, on fait circuler dans le nerf siége de la névralgie un courant continu d'une force médiocre dont on maintient l'action pendant un certain temps; on prend bien soin qu'il ne soit pas trop énergique, ce qui causerait de vives douleurs aux malades.

Si on se reporte à ce que nous avons dit de l'action physiologique des courants continus, on comprendra le rôle qu'ils peuvent jouer ici. Ces courants sont hyposthénisants; ils diminuent momentanément les propriétés motrices et sensitives des nerfs, par conséquent ils diminuent la douleur quand ces nerfs en sont le siége. Les courants continus agissent donc sur les cordons nerveux siége des névralgies en modifiant leur manière d'être, leur mode de sentir, si je puis m'exprimer ainsi. Ils sont en définitive contro-stimulants. C'est en vertu de cette propriété qu'on a pu guérir un certain nombre de névralgies. Mais il s'en faut de beaucoup qu'une seule application suffise; il en faut presque toujours plusieurs. En général cependant ce traitement n'est pas long.

Cette manière de traiter les névralgies est actuellement bien tombée dans l'oubli, et je le regrette vivement. En effet, non-seulement elle est rationnelle, mais encore elle a compté de nombreux succès entre les mains de praticiens distingués. Il est donc à désirer que l'on s'occupe de nouveau de cette question.

Pour combattre les névralgies au moyen des courants électriques, on employait autrefois l'électro-puncture, en plaçant les aiguilles dans deux points, à une certaine distance, sur le trajet du nerf ou des filets nerveux malades. On obtient des effets aussi réels et moins douloureux avec les éponges mouillées.

2° *Électrisation cutanée.* — Le deuxième mode de traitement des névralgies a été imaginé par M. Duchenne, qui l'a appliqué particulièrement à la névralgie sciatique. D'après ce médecin, on guérit très-souvent cette névralgie au moyen de l'électrisation cutanée pratiquée soit sur une partie quelconque du tégument cutané, soit sur le trajet même du nerf malade, *loco dolenti.* L'électrisation cutanée produit indirectement, suivant ce médecin, l'anesthésie du nerf malade en déterminant une douleur dérivative. A mon avis, ce n'est pas seulement une augmentation de la sensibilité cutanée que produit ce mode d'application de l'électricité, mais encore une véritable hyperémie superficielle du réseau capillaire de la peau, hyperémie capillaire qui très-probablement doi jouer un rôle dans le déplacement de la douleur névralgique.

L'électrisation cutanée s'obtient à l'aide du pinceau ou des brosses métalliques que nous avons décrites plus haut et en opérant une sorte de fustigation du tégument cutané sur lequel on veut agir; l'amélioration qu'on obtient ainsi a quelquefois lieu avec une rapidité extrême; mais dans d'autres circonstances, il faut y revenir un certain nombre de fois, et dans quelques cas y insister avec une grande persévérance.

Ce mode de traitement est susceptible d'être employé non-seulement contre la névralgie sciatique, mais encore contre toute autre espèce de névralgie. J'ai eu occasion de l'employer dans la névralgie sciatique, dans la névralgie intercostale et dans les névralgies de la cinquième paire, et les résultats que j'ai obtenus sont loin d'avoir été toujours satisfaisants. Sur une dizaine de cas de névralgies sciatiques, j'ai obtenu un seul succès complet; je dois avouer qu'il a eu lieu rapidement et qu'il n'y a pas eu de récidive.

Dans plusieurs cas de névralgie intercostale, je n'ai obtenu que des améliorations momentanées, mais pas un seul cas de guérison. Je n'ai eu que très-peu d'occasions de l'employer dans la névralgie trifaciale ; ce n'est que dans deux cas que j'ai pu le faire : dans l'un des deux cas, il y eut une amélioration momentanée; dans l'autre, les douleurs semblèrent s'exaspérer notablement sous l'influence du traitement.

En résumé, je crois que le procédé de M. Duchenne, pour être jugé définitivement, a besoin d'être expérimenté dans un certain nombre de cas et dans les diverses espèces de névralgies ; ce n'est en effet qu'avec une statistique raisonnée qu'on pourra avoir une opinion à cet égard. Il est rationnel de l'employer, et on ne devra pas s'étonner si on obtient de bons résultats de son usage.

Il serait également intéressant d'expérimenter avec les nouveaux appareils d'induction l'action continue des courants, afin d'établir définitivement quelle peut être leur influence et leur utilité dans le traitement des névralgies.

Des atrophies musculaires.

Les atrophies musculaires sont de plusieurs espèces. Les unes sont curables ; les autres, au contraire, ne peuvent subir aucune modification des agents thérapeutiques qu'on emploie contre elles, et en particulier de l'électricité. C'est faute d'avoir établi ces distinctions qu'on discute encore autant sur la curabilité ou l'incurabilité de ces atrophies. Mettons d'abord de côté les atrophies musculaires qui frappent les muscles, qui cessent de fonctionner complétement ou en partie, comme cela a lieu dans les membres paralysés, dans des luxations anciennes non réduites, au-dessus et au-dessous d'articulations malades ou ankylosées, et dans bien d'autres circonstances encore ; et il nous reste deux grandes variétés d'atrophie que nous devons étudier avec quelque soin.

La première est l'atrophie musculaire, ou paralysie atrophique, découverte par M. le professeur Cruveilhier ; la deuxième est l'atrophie musculaire essentielle.

1° *Atrophie musculaire progressive, ou paralysie atrophique.*

On doit à M. Cruveilhier la découverte de cette maladie, qu'il avait signalée depuis longtemps sur des malades placés dans son service, à l'hôpital de la Charité. C'est cette même affection qui a fait l'objet de mémoires spéciaux de M. Aran et de M. Duchenne.

Cette maladie est caractérisée par l'atrophie du système musculaire de la vie de relation, et par l'atrophie des racines antérieures des nerfs spinaux. Les racines postérieures des mêmes nerfs et les différentes parties de l'encéphale et de la moelle épinière étant dans un état d'intégrité parfaite, il n'y a donc de lésés dans cette affection que les organes de la myotilité volontaire (muscles et nerfs).

Cette espèce de paralysie atrophique musculaire envahit successivement et graduellement, faisceaux par faisceaux, fibres par fibres, les muscles soumis à la volonté, en laissant intacte la sensibilité générale et spéciale, les facultés intellectuelles et affectives et toutes les fonctions de la vie de nutrition autres que la nutrition musculaire.

M. Cruveilhier reconnaît deux degrés dans cette maladie. Le premier, auquel il donne le nom d'atrophie avec macilence, est caractérisé par la diminution du nombre des fibres musculaires, et par conséquent la disparition d'un certain nombre d'entre elles ; le deuxième degré est l'atrophie avec transformation graisseuse.

L'action de l'électricité sur les muscles qui sont le siége de cette atrophie mérite d'être prise en considération. La contractilité musculaire persiste dans les fibres restantes, et elle y a le même degré d'énergie. Mais comme ces fibres sont considérablement diminuées de nombre, il résulte de là que la contractilité totale du muscle est notablement diminuée. On peut dire d'une manière générale que le degré de la diminution de la contractilité électro-musculaire est en raison directe de la diminution du nombre de fibres musculaires. Lorsque les muscles sont le siége de la transformation graisseuse, la contractilité électro-musculaire est anéantie.

On a pensé que l'on pouvait employer l'électricité dans la première période de cette maladie, et que l'on parviendrait ainsi à obtenir des guérisons : c'est encore une erreur. L'atrophie musculaire est ici la conséquence de l'atrophie des racines antérieures des nerfs spinaux, et l'électricité ne saurait avoir aucune action reconstituante sur des muscles atrophiés sous cette influence. Les observations de cette maladie recueillies jusqu'à présent ne justifient que trop cette manière de voir.

2° *Atrophies musculaires essentielles.*

En dehors des atrophies musculaires qui se produisent comme conséquence de l'atrophie des racines antérieures des nerfs rachidiens, il existe un certain nombre d'autres atrophies qu'on ne peut rapporter à cette cause. Nous examinerons successivement les cas divers qui peuvent être rangés dans cette catégorie.

En premier lieu se trouvent un certain nombre de cas d'atrophies musculaires auxquels M. Duchenne donne le nom d'atrophies musculaires graisseuses, et qui portent sur des muscles isolés ou sur des parties très-circonscrites du système locomoteur et n'embrassant qu'un petit nombre de muscles. Ces atrophies isolées ont été bien étudiées par ce médecin, qui y reconnaît deux périodes.

Première période ou période d'atrophie. — Elle est caractérisée par la diminution du nombre des fibres musculaires, mais non par la diminution du volume de chacune d'elles. On y observe des contractions fibrillaires, et l'irritabilité y est conservée. La durée de cette période est quelquefois très-longue, et la guérison est possible tant que la maladie ne l'a pas dépassée. M. Duchenne pense que prise à temps, au début surtout, et traitée par des courants développés par des appareils d'une grande force et à intermittences très-rapides, ces atrophies peuvent guérir. Suivant lui, ces courants peuvent non-seulement arrêter la maladie, mais ramener la nutrition de la partie atrophiée à son type normal. J'ai lu avec soin les observations de M. Duchenne; j'ai recueilli deux faits analogues à ceux qu'il a publiés, et j'admets pleinement leur réalité.

La deuxième période est appelée par M. Duchenne période de transformation.

C'est à cette époque que la transformation graisseuse s'opère. Les courants électriques ne peuvent plus exercer aucune influence sur la guérison des muscles atrophiés; elle n'est plus possible.

L'espèce d'atrophie essentielle dont nous venons de tracer une esquisse rapide n'est pas séparée par M. Duchenne de la paralysie atrophique de M. Cruveilhier; ces deux maladies, pour lui, n'en forment qu'une seule.

Atrophies rhumatismales.

Le rhumatisme musculaire a souvent pour effet, ainsi que nous l'avons dit plus haut, de rendre impossible pendant un certain temps, sinon pour toujours, les mouvements des muscles qui en ont été atteints : c'est là la paralysie rhumatismale dont nous avons indiqué le traitement au moyen de l'électricité. Ces paralysies nous présentent une autre particularité ; c'est que, soit à leur suite, soit pendant leur développement même, et quelquefois avec une grande rapidité, les muscles atteints subissent une véritable atrophie.

Les atrophies musculaires de cette nature peuvent très-bien rentrer dans l'espèce précédente, et il n'est pas rare d'y observer les deux périodes d'atrophie et de transformation graisseuse. L'existence de ces deux périodes est cependant loin d'être constante, et quelquefois la durée de la première période est si longue que la deuxième semble ne jamais survenir.

Quoi qu'il en soit, dans la première période des atrophies rhumatismales, la contractilité musculaire électrique est conservée, bien que diminuée, et l'électricité est un excellent moyen de la guérir. Il faut, il est vrai, l'employer quelquefois avec persévérance et faire usage, comme dans le cas précédent, d'appareils très-énergiques.

Je crois donc qu'on peut admettre d'une manière positive que l'atrophie rhumatismale est parfaitement susceptible de guérison ; j'en ai recueilli plusieurs observations bien évidentes.

Paralysies atrophiques graisseuses de l'enfance.

M. Duchenne a décrit sous ce nom une maladie bien connue du reste, et décrite avec grand soin par M. Rilliet sous le nom de paralysie essentielle de l'enfance.

D'après M. Duchenne, il existe deux paralysies essentielles de l'enfance. L'une suit, la plupart du temps, une marche aiguë, et se termine par une guérison rapide ; c'est celle qui a été décrite par Kennedy sous le nom de paralysie temporaire de l'enfance. L'autre ayant une durée plus longue et se terminant par l'atrophie et la transformation graisseuse d'un plus ou moins grand nombre de muscles, et plus tard par la déformation et l'attitude vicieuse des membres ; c'est à cette dernière qu'il donne le nom de paralysie atrophique graisseuse de l'enfance.

L'exploration électro-musculaire permet de distinguer ces deux affections; car, tandis que dans la première la contractilité électro-musculaire est intacte, elle est au contraire affaiblie ou abolie dans la paralysie atrophique graisseuse ; il est bien entendu que le degré de diminution de la contractilité est en rapport avec le nombre de fibres musculaires disparues. Quand l'abolition est complète , c'est que la transformation graisseuse est également complète.

L'électricité appliquée à temps, c'est-à-dire à une époque rapprochée du début de la paralysie atrophique graisseuse de l'enfance, peut abréger la durée de la paralysie, diminuer ou prévenir l'atrophie des muscles et peut-être empêcher la transformation graisseuse.

A une époque déjà ancienne de la maladie (après un an et plus de durée), M. Duchenne a vu les muscles qui ne sont pas graisseux recouvrer leur contractilité électrique , quelque atrophiés qu'ils aient été. C'est en favorisant la nutrition de ces muscles et en développant leur force qu'il pense que l'électrisation peut être utile.

Telles sont les vues de M. Duchenne sur cette maladie nouvelle; elles nous semblent dignes d'attention , et il est à désirer que les médecins placés dans les hôpitaux destinés à l'enfance nous fassent connaître des faits de cette nature et nous donnent des résultats statistiques qui permettent de fixer la science à cet égard.

Pour terminer ce qui est relatif aux applications de l'électricité à la médecine, je dirai quelques mots d'une application possible de cet agent au traitement de certains états généraux de l'organisme caractérisés par l'épuisement.

Il est, en effet, un certain nombre d'états généraux susceptibles de se développer dans des circonstances bien différentes , et dans lesquels on observe une débilité générale et profonde , un épuisement complet des forces , un véritable état auquel on peut donner le nom d'état hyposthénique. Il est souvent utile en pareil cas de relever rapidement les forces, afin de laisser le temps d'agir, avec divers médicaments qu'on administre aux malades placés dans cette situation. Je crois qu'en pareil cas on pourrait employer l'électricité appliquée à l'organisme entier en mettant en usage le véritable bain électrique.

Voici de quelle manière il pourrait être appliqué. L'individu malade est placé dans une baignoire remplie d'eau salée (3 kilogrammes de sel commun) ou d'eau acidulée (2 litres de vinaigre) à la température habituelle, 35 à 36 degrés centigrades. Un des deux réophores plonge dans la même eau que le malade. Une des deux mains du malade sort de la baignoire et va plonger dans une cuvette également remplie d'eau acidulée. On fait agir le courant d'une manière intermittente dans cette cuvette, et l'individu se trouve immédiatement sous l'influence qui agit sur l'organisme entier et constitue un stimulant des plus énergiques. J'ai plusieurs fois répété cette expérience, et elle m'a toujours parfaitement réussi. Je la crois susceptible de nombreuses applications.

www.ingramcontent.com/pod-product-compliance
Lightning Source LLC
LaVergne TN
LVHW012004160826
845678LV00002B/685

* 9 7 8 2 3 2 9 6 6 8 0 8 6 *